AF311308

ÉTUDES STATISTIQUES

SUR LA

CONSTITUTION MÉDICALE

ET LA MORTALITÉ

DE LA VILLE DE METZ

Pendant l'Année 1864

PAR

JULES PATÉ

DOCTEUR EN MÉDECINE DE LA FACULTÉ DE PARIS,
MEMBRE DE PLUSIEURS SOCIÉTÉS SAVANTES,
MÉDECIN DU BUREAU DE BIENFAISANCE DE METZ

Extrait de l'*Exposé des Travaux de la Société des Sciences médicales de la Moselle*, année 1864-1865

METZ

J. VERRONNAIS, Imprimeur de la Société des Sciences médicales
de la Moselle, rue des Jardins, 14

1865

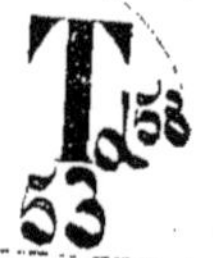

ÉTUDES STATISTIQUES

SUR LA

CONSTITUTION MÉDICALE

ET LA MORTALITÉ

DE LA VILLE DE METZ

Pendant l'Année 1864

PAR

JULES PATÉ

DOCTEUR EN MÉDECINE DE LA FACULTÉ DE PARIS,
MEMBRE DE PLUSIEURS SOCIÉTÉS SAVANTES,
MÉDECIN DU BUREAU DE BIENFAISANCE DE METZ

Extrait de l'*Exposé des Travaux de la Société des Sciences médicales
de la Moselle*, année 1864-1865

METZ

J. VERRONNAIS, Imprimeur de la Société des Sciences médicales
de la Moselle, rue des Jardins, 14

1865

ÉTUDES STATISTIQUES

SUR LA

CONSTITUTION MÉDICALE & LA MORTALITÉ

DE LA VILLE DE METZ

PENDANT L'ANNÉE 1864

Depuis quinze ans, la Société des Sciences médicales de la Moselle, recueille chaque année des observations sur les principales maladies qui affectent la population de la ville de Metz ; elle étudie le caractère sporadique ou épidémique de chacune d'elles ; recherche les affections qui peuvent régner à l'état endémique dans certains quartiers de la cité ; de plus, elle signale tous les faits qui ont des rapports directs avec l'hygiène publique et s'occupe, avec le plus grand soin, de tout ce qui concerne la santé des habitants.

A l'étude de la constitution médicale régnante, sont jointes des observations météorologiques précises, qui, établissant entre les maladies actuelles et les phénomènes atmosphériques journaliers des rapports continuels, permettent d'en déduire des conséquences importantes au point de vue de la pathologie générale, et utiles à la thérapeutique locale. Une statistique du mouvement de la population et de la mortalité de la ville, relevée à la fin de chaque année, complète ces observations générales.

Cette étude qui est, sans contredit, le travail le plus important de la Société, est confié chaque année à une commission de cinq membres, composée : en 1864, de MM. Méry, Warin, Jacquin, Bamberger et Paté.

Ayant eu l'honneur d'être nommé rapporteur de cette commission, je viens vous exposer, aussi succinctement que possible, le résumé de ses recherches.

La constitution médicale de l'année 1864, offre un intérêt tout particulier, en raison des observations spéciales faites sur l'épidémie de variole qui a régné dans la ville de Metz.

Pour donner à la partie météorologique une exactitude rigoureuse, nous avons puisé nos renseignements aux observations atmosphériques qui sont relevées chaque jour, avec un soin minutieux, à l'École d'application d'artillerie et du génie, par M. Baur, qui a eu l'obligeance de nous communiquer le tableau de ses opérations.

En suivant la marche adoptée par nos devanciers, je vais vous présenter dans ce travail :

1° La constitution médicale et météorologique ;

2° La statistique de la mortalité ;

3° Quelques notes sur l'épidémie variolique qui a régné à Metz ;

4° Un résumé des épidémies observées dans le département de la Moselle.

§ 1er.

CONSTITUTION MÉTÉOROLOGIQUE ET MÉDICALE DE LA VILLE DE METZ, PENDANT L'ANNÉE 1864.

Mois de Janvier.

Bulletin météorologique.

État du ciel. Le ciel est clair [1] 13 jours, couvert 17 jours ; il gèle 27 jours, il neige 3 jours ; dans 11 jours de pluie il est tombé 18 millimètres d'eau.

Température de l'air. La température minimum a été de — 11°,7 le 14 du mois ; la température maximum a été de + 9° observée le 23. La différence est de 20°,7.

La moyenne du mois a été de — 2°,66.

Pression atmosphérique. La colonne barométrique a oscillé entre 740 et 758 mill. La moyenne de la préssion atmosphérique a été de 752 millimètres.

Vents. Le nord a soufflé 4 jours.

Le nord-est	— 9	—
L'est	— 6	—
Le sud-est	— 3	—
Le sud	— 5	—
Le sud-ouest	— 3	—
L'ouest	— 1	—

Constitution médicale.

La constitution médicale du mois de janvier a été surtout

---

[1] C'est-à-dire complétement découvert, ne présentant pas la moindre trace de nuage.

caractérisée par les maladies de l'appareil respiratoire ; celles qui ont le plus souvent régné ont été les suivantes : bronchites aiguës et cartharrales, catarrhes pulmonaires, grippes avec ou sans points pleurétiques, pneumonies, pleurésies ; bronchites capillaires chez les enfants, laryngites simples et pseudo-membraneuses ; trois cas de croup ont été suivis de mort.

On a observé aussi un grand nombre de rougeoles dans différents quartiers de la ville et surtout à l'établissement de Saint-Clément et à l'hôpital militaire. Quoique compliquée fréquemment d'épistaxis et de bronchite, la fièvre morbilleuse s'est terminée heureusement dans tous les cas ; elle n'a causé qu'un seul décès.

Des fièvres typhoïdes, des fièvres intermittentes ont été signalées à l'hôpital Bon-Secours.

Les affections de l'appareil digestif les plus fréquentes ont été les embarras gastriques, les diarrhées, les entérites et quelques dyssenteries aiguës.

Le système nerveux a présenté des hémorrhagies cérébrales, des méningites, quelques névralgies et des convulsions chez les enfants.

Enfin, on a constaté quelques cas d'erysipèle et des rhumastismes articulaires aigus.

Les premiers cas d'affection variolique ont été notés à l'hôpital militaire et à Bon-Secours.

Mortalité.

Le mois de janvier a la mortalité la plus forte de toute l'année. On compte 161 décès dont 75 appartiennent au sexe masculin et 86 au sexe féminin ; ils se répartissent de la manière suivante :

	Sexe Masculin.	Sexe Féminin.	TOTAUX.
Système nerveux..........	9	10	19
Appareil respiratoire.......	30	38	68
— circulatoire.........	10	7	17
— digestif............	1	2	3
— genito-urinaire......	2	»	2
Fièvre typhoïde	2	1	3
Rougeole	»	1	1
Cachexies et diathèses	2	6	8
Affections non classées.....	7	6	13
Suicides................	3	»	3
Caducité................	3	8	11
Mort-nés	6	7	13
TOTAUX........	75	86	161

Décès à l'hôpital militaire........ 4
  — dans les hôpitaux civils.... 29
  — en ville................. 128

TOTAL ÉGAL...... 161

Mois de Février.

Bulletin météorologique.

État du ciel. Le ciel est clair 5 jours, nuageux 26 jours ;
il gèle 20 jours, il neige 7 jours.

Dans 12 jours de pluie la hauteur d'eau a été de 21 millimètres.

Température de l'air. La température minimum a été de
— 7°,7 le 11 du mois ; la température maximum a été de

+ 11°,2 observée le 16 février. La différence est de 18°,9. La moyenne du mois a été de + 2°,17.

Pression atmosphérique. La colonne barométrique a oscillé entre 729 et 757 mill. La moyenne de la pression atmosphérique a été de 743 millimètres.

Vents. Le nord a soufflé 7 jours.

Le nord-est	— 4	—
L'est	— 1	—
Le sud-est	— 1	—
Le sud	— 5	—
Le sud-ouest	— 6	—
L'ouest	— 3	—
Le nord-ouest	— 3	—

Constitution médicale.

Les maladies de l'appareil respiratoire et les rougeoles ont été les affections prédominantes du mois de février.

Cinq cas de rougeole et quatre cas de croup ont été mortels.

Les varioles ont paru en assez grand nombre dans divers points de la ville et surtout dans la 1re section.

On a observé aussi des fièvres typhoïdes et inflammatoires, et des fièvres paludéennes.

L'appareil nerveux a offert quelques cas d'aliénation mentale, un cas d'ataxie musculaire, des méningites rachidiennes et des congestions cérébrales. Il y a eu des érysipèles en assez grand nombre, surtout au Bon-Pasteur.

Mortalité.

Le mois de février occupe le quatrième rang pour la mortalité, avec 120 décès, qui se répartissent ainsi :

	Sexe Masculin.	Sexe Féminin.	TOTAUX.
Système nerveux..........	12	10	22
Appareil respiratoire.......	21	26	47
— circulatoire........	6	4	10
— digestif............	4	5	9
Fièvres en général........	»	2	2
Rougeole...............	4	1	5
Variole.................	1	»	1
Cachexies et diathèses.....	2	5	7
Maladies non classées......	6	5	11
Caducité................	3	2	5
Enfants mort-nés ou non viables...............	1	»	1
Totaux........	60	60	120

Décès à l'hôpital militaire........ 8
— dans les hôpitaux civils.... 22
— en ville 90

Total égal...... 120

Mois de Mars.

Bulletin météorologique.

État du ciel. Le ciel est clair 5 jours, nuageux 26 jours ;
il gèle 7 jours, il neige 2 jours, brouillard 5 jours. Dans
14 jours de pluie, la hauteur d'eau a été de 60 millimètres.

Température de l'air. La température minimum a été de
— 2°,3 le 2 du mois ; la température maximum a été de 15°,
observée le 21 mars. La différence est de 17°,3. La moyenne
du mois a été de 8°,9.

Pression atmosphérique. La colonne barométrique a oscillé entre 719 et 754 millimètres. La moyenne de la pression atmosphérique a été de 758 millimètres.

Vents. Le nord a soufflé 2 jours.

Le nord-est   —   2   —
L'est   —   7   —
Le sud-est   —   1   —
Le sud   —   4   —
Le sud-ouest   —   2   —
L'ouest   —   10   —
Le nord-ouest —   5   —

Constitution médicale.

On a relevé, dans le courant de mars, quelques fièvres typhoïdes, des fièvres intermittentes, dont plusieurs de forme pernicieuse, des rougeoles, des varioles, varioloïdes et varicelles, tant en ville qu'à l'hôpital Bon-Secours. L'épidémie variolique s'est déclarée ; l'appareil digestif a offert quelques ictères, des diarrhées et des entéro-colites.

Il y a eu, comme dans les mois précédents, des angines simples, des corysas, des bronchites, des grippes récidivées, quelques coqueluches également récidivées, des pneumonies, des épanchements pleurétiques, quelques hémoptysies et cinq cas de croup suivis de mort.

L'appareil nerveux a présenté des congestions cérébrales, des apoplexies et, dans la garnison, des affections de la moelle épinière.

Les érysipèles de la face et les rhumatismes n'ont pas été rares.

Enfin, il y a eu plusieurs cas de métrorrhagie.

Mortalité.

Le mois de mars est, après le mois de janvier, celui qui compte le plus de décès ; au nombre de 150, ils se répartissent :

	Sexe Masculin.	Sexe Féminin.	TOTAUX.
Système nerveux..........	9	7	16
Appareil respiratoire.......	21	27	48
— circulatoire........	5	1	6
— digestif............	9	10	19
Fièvre typhoïde	2	1	3
Appareil genito-urinaire....	1	2	3
Variole..................	2	2	4
Cachexies et diathèses	7	3	10
Maladies non classées	6	3	9
Vieillesse................	»	4	4
Enfants mort-nés ou non viables	5	4	9
Totaux........	67	64	131

Décès à l'hôpital militaire........ 6
— dans les hôpitaux civils.... 15
— en ville................. 110

Total égal...... 131

Mois d'Avril.

Bulletin météorologique.

État du ciel. Le ciel est clair 7 jours, nuageux 23 jours ; il gèle 4 jours. Dans 5 jours de pluie, il est tombé 12 millimètres d'eau.

Température de l'air. La température minimum a été de — 3°,8 le 8 du mois ; la température maximum a été de

+ 24o,8, observée le 26 avril ; la différence est de 28°,6. La moyenne du mois a été de -+ 12°,27.

Pression atmosphérique. La colonne barométrique a oscillé entre 738 et 754 millimètres. La moyenne de la pression atmosphérique a été de 746.

Vents. Le nord a soufflé 7 jours.

Le nord-est	— 1	—
L'est	— 11	—
Le sud-est	— 2	—
Le sud	— 1	—
Le sud-ouest	— 4	—
L'ouest	— 4	—

Constitution médicale.

Indépendamment des affections varioliques, qui ont été les maladies prédominantes du mois d'avril, on a observé quelques rougeoles, des fièvres typhoïdes, et quelques cas de fièvres intermittentes bénignes.

L'appareil respiratoire a encore présenté quelques cas de grippes, de bronchites et de pleuro-pneumonies. Des rhumatismes musculaires ont été également signalés. Un cas de croup a été suivi de mort.

Mortalité.

Le mois d'avril occupe le cinquième rang pour la mortalité, avec 117 décès, dont 53 appartiennent au sexe masculin et 64 au sexe féminin, qui se répartissent ainsi :

	Sexe Masculin.	Sexe Féminin.	TOTAUX.
Système nerveux..........	10	10	20
Appareil respiratoire.......	16	21	37
— circulatoire.........	5	3	8
— digestif............	5	7	12
— genito-urinaire......	1	»	1
Fièvre typhoïde	2	3	5
Rougeole	1	»	1
Variole confluente	1	1	2
Cachexies et diathèses	3	4	7
Maladies non classées	4	7	11
Suicide.................	1	»	1
Mort-nés ou non viables....	3	»	3
Vieillesse...............	1	8	9
Totaux........	·53	64	117

Décès à l'hôpital militaire........	6
— dans les hôpitaux civils....	29
— en ville	82
Total égal......	117

Mois de Mai.

Bulletin météorologique.

État du ciel. Le ciel est clair 2 jours , nuageux 29 jours ; gelée blanche 4 jours, orage 2 jours, il pleut 7 jours ; la hauteur d'eau qui est tombée a été de 24 millimètres.

Température de l'air. La température minimum a été de

+ 1°,5 le 1ᵉʳ du mois ; la température maximum a été de + 26°,2 observée le 18 mai. La différence est de 24°,7. La moyenne du mois a été de 16°,96.

Pression atmosphérique. La colonne barométrique a oscillé entre 734 et 750 millimètres. La moyenne de la pression atmosphérique a été de 743 millimètres.

Vents. Le nord a soufflé 11 jours.

Le nord-est   —   1   —
L'est   —   4   —
Le sud-est   —   2   —
Le sud   —   4   —
L'ouest   —   5   —
Le nord-ouest —   4   —

Constitution médicale.

C'est dans le courant du mois de mai que l'épidémie variolique sévit avec le plus d'intensité.

Le nombre des autres maladies a été relativement peu élevé. Néanmoins, on a encore observé quelques rougeoles bénignes, plusieurs cas de fièvres typhoïdes graves, ainsi que des névralgies et des rhumatismes articulaires aigus et chroniques. Un cas d'érysipèle, quelques gastro-entérites, des diarrhées et trois hépatites ont été signalées.

Mortalité.

Le mois de mai est le troisième pour la mortalité. Sur 126 décès, 8 sont attribués à la variole ; 59 appartiennent au sexe masculin et 67 au sexe féminin ; ils se répartissent de la manière suivante, d'après les groupes de maladies :

	Sexe Masculin.	Sexe Féminin.	TOTAUX.
Système nerveux..........	8	8	16
Appareil respiratoire.......	20	19	39
— circulatoire.........	3	7	10
— digestif............	5	6	11
— genito-urinaire......	»	7	7
Fièvre typhoïde	1	2	3
Variole.................	3	5	8
Cachexies et diathèses.....	8	4	12
Maladies non classées......	5	4	9
Mort accidentelle..........	4	1	5
Suicide.................	1	»	1
Vieillesse	1	1	2
Mort-nés...............	»	3	3
Totaux........	59	67	126

Décès à l'hôpital militaire......... 5
— dans les hôpitaux civils.... 25
— en ville.................. 96

Total égal...... 126

Mois de Juin.

Bulletin météorologique.

État du ciel. Le ciel n'a pas été découvert complétement un seul jour du mois. Il y a eu 2 jours d'orage ; il pleut 20 jours ; pendant le mois, il est tombé 67 millimètres d'eau.

Température de l'air. La température minimum a été de + 8°,9 le 25 du mois ; la température maximum a été de

+ 24°,7 observée le 13 juin. La différence est de 15°,8. La moyenne du mois a été de 19°,01.

Pression atmosphérique. La colonne barométrique a oscillé entre 736 et 753 millimètres. La moyenne de la pression atmosphérique a été de 744 millimètres.

Vents. Le nord a soufflé 2 jours.

Le nord-est — 1 —
Le sud — 2 —
Le sud-ouest — 7 —
L'ouest — 15 —
Le nord-ouest — 3 —

Constitution médicale.

Les affections varioliques dominent la constitution médicale du mois de juin ; comme dans le mois précédent, l'épidémie continue à se propager.

A côté de la variole, on a encore observé quelques rougeoles bénignes, des fièvres intermittentes légères dans divers quartiers de la ville, et notamment trois cas au Fort-Moselle.

L'appareil respiratoire, par suite de la température exceptionnelle peu élevée, présente toujours des bronchites, des pleuro-pneumonies, des angines, dont un cas d'angine couenneuse.

On a remarqué deux cas d'hémorrhagie cérébrale, et plusieurs cas d'érysipèle, à l'hôpital Bon-Secours.

Mortalité.

Le mois de juin est le septième pour la mortalité. Sur les 103 cas de décès qu'il comprend, 7 cas ont eu pour cause la variole ; 50 appartiennent au sexe masculin et 53 au sexe féminin ; ils se répartissent ainsi :

	Sexe Masculin.	Sexe Féminin.	TOTAUX.
Système nerveux..........	1	6	7
Appareil respiratoire.......	28	15	43
— circulatoire.........	1	3	4
— digestif.............	10	7	17
— genito urinaire......	1	1	2
Fièvre typhoïde...........	1	»	1
Variole..................	3	4	7
Cachexies et diathèses.....	»	11	11
Maladies non classées......	»	4	4
Vieillesse................	»	1	1
Mort accidentelle..........	3	»	3
Mort-nés	2	1	3
Totaux........	50	53	103

Décès à l'hôpital militaire........ 8
— dans les hôpitaux civils.... 26
— en ville................. 77

Total égal...... 103

Mois de Juillet.

Bulletin météorologique.

Etat du ciel. Le ciel est clair un jour, nuageux 30 jours ;
il y a de la rosée 8 jours, orage 2 jours ; il pleut 7 jours,
pendant lesquels il est tombé 12 millimètres d'eau.

Température de l'air. La température minimum a été de
9°,4 observée le 10 du mois ; la température maximum a

été de + 28°,08 observée le 12 ; la différence est de 19°,4. La moyenne du mois a été de 21°,61.

Pression atmosphérique. La colonne barométrique a oscillé entre 739 et 751 millimètres. La moyenne de la pression atmosphérique a été de 745 millimètres.

Vents. Le nord a soufflé 4 jours.

    Le nord-est   —   1   —
    L'est   —   3   —
    Le sud-est   —   1   —
    Le sud   —   1   —
    Le sud-ouest   —   2   —
    L'ouest   —   14   —
    Le nord-ouest   —   5   —

Constitution médicale.

De toute l'année, le mois de juillet est celui qui a présenté le moins de maladies.

Les varioles, qui occupent toujours le premier rang de la liste pathologique, ont été aussi moins nombreuses et moins graves que dans le mois précédent, et n'ont été observées en partie que dans la 4e et la 5e section de la ville.

Seules, les affections gastro-intestinales, toujours fréquentes à cette époque, ont été signalées en assez grand nombre. Nous mentionnerons aussi six cas d'aliénation mentale et quelques rhumatismes articulaires.

Mortalité.

Le mois de juillet ne compte que 80 décès ; c'est à peine la moitié de la mortalité du mois de janvier ; répartis sur 44 hommes et 36 femmes, ils se décomposent ainsi :

	Sexe Masculin.	Sexe Féminin.	TOTAUX.
Système nerveux..........	11	3	14
Appareil respiratoire.......	13	9	22
— circulatoire.........	2	3	5
— digestif.............	5	8	13
— genito-urinaire......	1	6	7
Fièvre typhoïde	»	1	1
Variole.................	1	»	1
Cachexies et diathèses.....	5	2	7
Maladies non classées......	3	2	5
Mort accidentelle..........	2	»	2
Mort-nés	1	2	3
TOTAUX........	44	36	80

Décès à l'hôpital militaire........   4

— dans les hôpitaux civils....   17

— en ville   59

TOTAL ÉGAL......   80

Mois d'Août.

Bulletin météorologique.

État du ciel. Le ciel est clair 4 jours, nuageux 26 jours ; rosée 16 jours, brouillard 4 jours, orage 1 jour, il pleut 9 jours. La quantité d'eau tombée dans le courant du mois a été de 77 millimètres.

Température de l'air. La température minimum a été de + 5° le 28 du mois ; la température maximum a été de

+ 28°,2 observée le 6 août ; la différence est de 23°,2. La moyenne du mois a été de 19°,5.

Pression atmosphérique. La colonne barométrique a oscillé entre 731 et 754 millimètres. La moyenne de la pression atmosphérique a été de 747 millimètres.

Vents. Le nord a soufflé 2 jours.

            Le nord-est   —   8   —
            Le sud-est   —   2   —
            Le sud   —   4   —
            Le sud-ouest   —   2   —
            L'ouest   —   8   —
            Le nord-ouest —   5   —

Constitution médicale.

Le nombre des affections varioliques a considérablement diminué pendant le mois d'août. L'épidémie entre dans la période de déclin.

Les autres maladies observées sont les suivantes, du côté de l'appareil digestif : des diarrhées, quelques dyssenteries, des fièvres inflammatoires, des entérites ; on a signalé aussi un grand nombre de pleurésies, et quelques cas d'érysipèles.

Mortalité.

Le mois d'août occupe le 9e rang pour la mortalité ; on compte 88 décès ainsi répartis :

	Sexe Masculin.	Sexe Féminin.	TOTAUX.
Système nerveux..........	11	10	21
Appareil respiratoire.......	12	10	22
— circulatoire.........	1	3	4
— digestif.............	7	9	16
— genito-urinaire......	»	1	1
Fièvre typhoïde	»	1	1
Variole	1	2	3
Cachexies et diathèses	1	1	2
Maladies non classées......	3	4	7
Vieillesse.................	»	2	2
Mort accidentelle..........	3	»	3
Mort-nés	5	1	6
Totaux........	44	44	88

Décès à l'hôpital militaire........ 3
— dans les hôpitaux civils.... 19
— en ville 66

Total égal...... 88

Mois de Septembre.

Bulletin météorologique.

Etat du ciel. Le ciel est clair 4 jours, nuageux 26 jours; rosée 11 jours, brouillard 3 jours, orage 1 jour, il pleut 18 jours; la hauteur d'eau tombée dans le mois a été de 49 millimètres.

Température de l'air. La température minimum a été de

$+$ 5°,1 le 29 du mois; la température maximum a été de $+$ 25°,3 observée le 10 septembre ; la différence est de 20°,2 ; la moyenne du mois a été de 17°,31.

Pression atmosphérique. La colonne barométrique a oscillé entre 754 et 751 millimètres. La moyenne de la pression atmosphérique a été de 746 millimètres.

Vents. Le nord a soufflé 1 jour.

<pre>
Le nord-est   —   1   —
L'est.   —   5   —
Le sud   —   6   —
Le sud-ouest —   9   —
L'ouest   —   8   —
Le nord-ouest —   1   —
</pre>

Constitution médicale.

Quoique le nombre des varioleux ait diminué sensiblement, l'affection variolique a continué à être la maladie prédominante.

On a observé en outre, dans le mois de septembre, quelques fièvres typhoïdes à forme muqueuse, des embarras gastriques, des dyssenteries, des bronchites aiguës, des rhumatismes articulaires et des névralgies. On a noté un cas de zona à la face.

Mortalité.

Le mois de septembre occupe le onzième rang pour la mortalité, avec 82 décès ainsi répartis :

	Sexe Masculin.	Sexe Féminin.	TOTAUX.
Système nerveux..........	9	5	14
Appareil respiratoire.......	14	9	23
— circulatoire.........	»	3	3
— digestif.............	6	6	12
— genito-urinaire......	1	1	2
Fièvre typhoïde	1	2	3
Variole.................	2	»	2
Cachexies et diathèses.....	2	3	5
Maladies non classées......	3	3	6
Vieillesse................	1	1	2
Mort accidentelle..........	3	»	3
Mort-nés	5	2	7
TOTAUX........	47	35	82

Décès à l'hôpital militaire........ 2
— dans les hôpitaux civils.... 14
— en ville................. 66

TOTAL ÉGAL...... 82

Mois d'Octobre.

Bulletin météorologique.

Etat du ciel. Le ciel est clair 6 jours, nuageux 25 jours ;
il gèle 4 jours, brouillard 7 jours ; il pleut 9 jours, pendant
lesquels il est tombé 17 millimètres d'eau.

Température de l'air. La température minimum a été
de — 0°,1 le 16 du mois ; la température maximum a été

4

de + 18°,7 observée le 19 octobre. La différence est de 18°,8. La moyenne du mois a été de 11°,43.

Pression atmosphérique. La colonne barométrique a oscillé entre 725 et 750 millimètres. La moyenne de la pression atmosphérique a été de 741 millimètres.

Vents. Le nord a soufflé 6 jours.

Le nord-est — 4 —
L'est — 10 —
Le sud-est — 1 —
Le sud — 2 —
Le sud-ouest — 3 —
L'ouest — 5 —

Constitution médicale.

Le nombre des varioleux avait considérablement diminué vers la fin du mois de septembre et tout faisait espérer le terme prochain de l'épidémie, quand de nombreux cas de variole furent signalés de nouveau sur divers points de la ville, dans le courant du mois d'octobre.

Les autres maladies qui ont été les plus fréquentes ont été les fièvres typhoïdes et inflammatoires, les pneumonies, les rhumatismes articulaires, les entérites et les erysipèles.

On a remarqué aussi un cas de péritonite, un cas de purpura-hemorrhagica, un cas de choléra sporadique, cinq apoplexies ; enfin quelques ophthalmies catarrhales.

Mortalité.

Le mois d'octobre occupe le dixième rang pour la mortalité ; on compte 84 décès ainsi répartis :

	Sexe Masculin.	Sexe Féminin.	TOTAUX.
Système nerveux.	7	9	16
Appareil respiratoire	12	11	23
— circulatoire	3	3	6
— digestif	3	7	10
— genito-urinaire	1	1	2
Fièvre typhoïde	»	1	1
Variole	1	1	2
Cachexies et diathèses	5	2	7
Maladies non classées	1	2	3
Suicide	1	1	2
Mort accidentelle	4	»	4
Vieillesse	2	2	4
Mort-nés	3	1	4
TOTAUX	43	41	84

Décès à l'hôpital militaire........ 2
— dans les hôpitaux civils.... 13
— en ville.................. 69

TOTAL ÉGAL...... 84

Mois de Novembre.

Bulletin météorologique.

État du ciel. Le ciel est clair 4 jours, nuageux 26 jours ; il gèle 11 jours, brouillard 8 jours, givre 1 jour, grêle 1 jour ; il pleut 15 jours, pendant lesquels il est tombé 64 millimètres d'eau.

Température de l'air. La température minimum a été de — 7° le 8 du mois ; la température maximum a été de

+ 10°,2 observée le 18 novembre. La différence est de 17°,2. La moyenne du mois a été de 5°,07

Pression atmosphérique. La colonne barométrique a oscillé entre 720 et 756 millimètres. La moyenne de la pression atmosphérique a été de 742 millimètres.

Vents. Le nord a soufflé 2 jours.

Le nord-est   —   7   —
L'est   —   1   —
Le sud-est   —   1   —
Le sud   —   6   —
Le sud-ouest   —   7   —
L'ouest   —   6   —

Constitution médicale.

On compte encore un grand nombre d'affections varioliques dans le courant de novembre.

On a observé en outre quelques fièvres typhoïdes et des rougeoles bénignes ; des fièvres intermittentes, dont deux cas à la Citadelle.

L'appareil respiratoire a fourni des bronchites aiguës et des catarrhes pulmonaires, des grippes, des pneumonies et des bronchites capillaires. Les angines et les congestions pulmonaires ont été fréquentes.

Le système nerveux a offert quatre cas d'hémorrhagies cérébrales, des névralgies faciales intermittentes, plusieurs cas de sciatiques, de lumbago et de pleurodynie.

On a signalé plusieurs cas d'urticaire, des erysipèles de la face, et quelques ictères simples.

Mortalité.

Le mois de novembre est le huitième pour la mortalité, avec 95 décès ainsi répartis.

	Sexe Masculin.	Sexe Féminin	TOTAUX.
Système nerveux..........	8	8	16
Appareil respiratoire.......	14	15	29
— circulatoire.........	4	4	8
— digestif.............	2	5	7
— genito-urinaire......	»	3	3
Fièvre typhoïde...........	3	»	3
Variole	1	2	3
Cachexies et diathèses.....	2	4	6
Maladies non classées......	6	3	9
Vieillesse................	3	1	4
Mort accidentelle..........	2	»	2
Mort-nés.................	5	»	5
Totaux........	50	45	95

Décès à l'hôpital militaire........	5
— dans les hôpitaux civils....	20
— en ville..	70
Total égal......	95

Mois de Décembre.

Bulletin météorologique.

État du ciel. Le ciel est clair 5 jours , nuageux 25 jours ; il gèle 28 jours , il neige 5 jours , givre 5 jours , brouillard 9 jours , il pleut 9 jours. La quantité d'eau tombée pendant le mois a été de 13 millimètres.

Température de l'air. La température minimum a été de — 11°,8 le 26 du mois ; la température maximum a été de

+ 5° observée le 11 décembre. La différence est de 16°,8. La moyenne du mois a été de — 1°.

Pression atmosphérique. La colonne barométrique a oscillé entre 732 et 758 millimètres. La moyenne de la pression atmosphérique a été de 746 millimètres.

Vents. Le nord a soufflé 4 jours.

Le nord-est	— 14 —
L'est	— 4 —
Le sud	— 6 —
Le sud-ouest	— 1 —
L'ouest	— 1 —

Constitution médicale.

L'épidémie variolique a suivi une marche décroissante dans le mois de décembre ; néanmoins, un certain nombre de cas de varioles ont été encore signalés dans différents quartiers de la ville.

L'abaissement extrême de la température a produit, en très-grand nombre, des inflammations des organes respiratoires.

Les autres affections observées portent presque toutes sur les voies digestives et sur le système nerveux.

Mortalité.

Le mois de décembre est le sixième pour la mortalité ; on compte 103 décès, ainsi répartis :

	Sexe Masculin.	Sexe Féminin.	TOTAUX.
Système nerveux..........	8	5	13
Appareil respiratoire.......	17	19	36
— circulatoire	5	5	10
— digestif.............	1	6	7
— genito-urinaire.......	»	2	2
Fièvre typhoïde	»	1	1
Rougeole	1	».	1
Variole..................	1	1	2
Cachexies et diathèses	3	»	3
Maladies non classées......	7	6	13
Vieillesse	2	4	6
Mort accidentelle	3	1	4
Mort-nés..	3	2	5
Totaux........	51	52	103

Décès à l'hôpital militaire........ 4
— dans les hôpitaux civils.... 18
— en ville.................. 81

Total égal........ 103

RÉSUMÉ DE L'ANNÉE 1864.

Constitution météorologique.

État du ciel. Le ciel a été clair seulement 54 jours de l'année. Il a gelé 98 jours ; il y a eu 57 jours de brouillard, 9 jours d'orage et 1 jour de grêle. Le nombre des jours de pluie a été de 134. Il est tombé à Metz, dans l'année 1864, 440 millimètres d'eau, ou 171 millimètres de moins que dans l'année 1863.

Température de l'air. La température minimum de l'année 1864 a été de — 11°,8 observée le 26 décembre. La température maximum a été de + 28°,8, elle a été observée le 12 juillet. La différence est de 40°,6. La moyenne de l'année 1864 a été de + 10°,95, ce qui représente + 0°,1 de moins que dans l'année 1863.

Pression atmosphérique. La plus grande élévation du baromètre a été de 758,50 observée le 5 décembre ; la plus faible ascension du baromètre a été de 719,48, elle fut observée le 28 mars. La différence est de 59,02. La moyenne de la pression atmosphérique, pendant l'année 1864, a été de 744,92, différant peu de celle de l'année 1863, qui était de 746,15.

Vents. Le vent qui a dominé dans l'année 1864 a été, comme dans l'année précédente, le vent d'ouest, qui a soufflé pendant 80 jours.

Viennent ensuite, par ordre de fréquence, les vents suivants :

Le nord-est, qui a soufflé 53 jours.

Le nord	—	52	—
L'est	—	50	—
Le sud	—	46	—
Le sud-ouest	—	46	—
Le nord-ouest	—	23	—

Enfin, le sud-est, qui n'a soufflé que pendant 14 jours de l'année.

Constitution médicale.

Les affections varioliques ont dominé la constitution médicale de l'année 1864. Les maladies de l'appareil respiratoire, sous l'influence d'une température rigoureuse, ont été plus fréquentes et plus graves que d'habitude. On a remarqué aussi un plus grand nombre d'affections rhumatismales.

En revanche, le nombre des fièvres typhoïdes a été moins élevé que pendant les années précédentes.

En résumé, une épidémie de variole, un plus grand nombre de maladies et une mortalité au-dessus de la moyenne, telle est la constitution médicale de 1864.

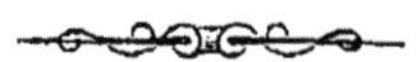

§ II.

STATISTIQUE DE LA MORTALITÉ DE LA VILLE DE METZ, DURANT L'ANNÉE 1864.

Dans l'exposé de cette statistique, le rapport qui existe entre la mortalité et le mouvement général de la population, étant indispensable à connaître, nous indiquons d'abord le chiffre du recensement annuel et le nombre des naissances, puis la totalité des décès ; nous établissons ensuite le classement de ces derniers, par sexe et par âge.

Recensement.

La population de la ville de Metz, pendant l'année 1864, a été la suivante :

Population municipale. .	44550	} 49680 habitants.
Population flottante. . .	5130	
Garnison	8320	hommes.
TOTAL	58000	habitants.

La population civile, ayant été durant l'année 1863, de
46 096 habitants, il y a eu, pour l'année 1864, une augmentation de 2 482 habitants.

Naissances.

Le chiffre des naissances recueilli aux bureaux de l'état
civil, a fourni le tableau suivant :

Enfants légitimes . . . . garçons . . . 458 } 919
filles 461

Enfants naturels { reconnus . . . { garçons . 28 } 56
filles . . . 28 } 1 182

non reconnus. { garçons . 87 } 207
filles . . . 120

Les enfants mort-nés, au nombre de 62, n'étant pas com-
pris dans ce tableau, le chiffre réel des naissances est de
1 244, qui se répartissent en 612 garçons et 632 filles.

Durant l'année 1863, le nombre total des naissances ayant
été de 1 208, on voit qu'il y a eu une augmentation de
36 naissances, dans l'année qui vient de s'écouler.

Pendant l'année 1864, on a observé huit couches doubles
et une couche triple.

Mortalité générale.

Le nombre total des décès pour l'année 1864 est de 1 290 ;
ils se répartissent en :

Décès à domicile. 986
— dans les hôpitaux civils. 247
— à l'hôpital militaire. 57

TOTAL ÉGAL. 1290

Si l'on retranche les 57 décès survenus dans la garnison, on trouve pour chiffre réel des décès de la ville de Metz, 1234. Ce nombre nous permet d'établir pour la mortalité, les proportions moyennes suivantes :

1 décès sur 40 habitants pour la population civile.
1 — 145 — pour la garnison.
1 — 45 — pour la population totale.

L'année 1864 a fourni 90 décès de plus que l'année précédente.

Le nombre des naissances étant de 1244, celui des décès de 1234, on voit que la différence qui est de 10 est à l'avantage des naissances.

Le tableau suivant indique le classement des décès distribués par mois et par section :

TABLEAU *des Décès par Mois et par Section.*

Domicile.	Janvier.	Février.	Mars.	Avril.	Mai.	Juin.	Juillet.	Août.	Septembre.	Octobre.	Novembre.	Décembre.	Totaux
1re Section........	42	29	22	26	32	29	15	17	15	18	28	20	293
2e —	35	29	31	24	26	14	11	14	21	19	17	20	258
3e —	32	13	22	17	14	12	9	18	13	14	14	15	193
4e —	18	16	16	20	21	16	20	16	12	11	14	21	201
5e —	23	23	31	21	23	18	18	18	15	18	12	18	241
Hôpital militaire...	4	8	6	6	5	8	4	3	2	2	5	4	57
Domicile inconnu.	7	2	3	3	5	6	3	2	4	2	5	5	47
TOTAUX......	161	120	131	117	126	103	80	88	82	84	95	103	1290

Dans le tableau qui précède, les décès survenus dans les hôpitaux civils ont été répartis dans chacune des sections à laquelle les décédés appartenaient avant leur entrée à ces établissements. Nous avons pensé que ce classement était plus rationnel, puisque c'est réellement dans leur domicile et non à l'hôpital que les individus ont contracté leurs maladies, causes de leur mort.

En comparant la mortalité absolue de chaque section à sa population, nous avons obtenu la mortalité relative de chacune d'elles, qui est indiquée par ordre dans le tableau suivant :

Sections.	Population.	Mortalité absolue.	Mortalité relative
Première.......	9845	293	1 décès sur 37 habitants.
Deuxième......	9645	258	1 — 37 —
Cinquième......	10144	241	1 — 42 —
Troisième......	9535	193	1 — 50 —
Quatrième......	10541	201	1 — 52 —

Mortalité par mois.

D'après leur chiffre de mortalité, les mois se classent ainsi :

	Sexe M.	Sexe F.	TOTAUX		Sexe M.	Sexe F.	TOTAUX
1º Janvier...	75	86	161	*Report.*	365	393	758
2º Mars......	67	64	131	7º Juin......	50	53	103
3º Mai.......	59	67	126	8º Novembre	50	45	95
4º Février...	60	60	120	9º Août	44	44	88
5º Avril......	53	64	117	10º Octobre...	41	43	84
6º Décembre.	51	52	103	11º Septembre	47	35	82
				12º Juillet.....	44	36	80
A reporter	365	393	758				

TOTAUX ÉGAUX........ | 641+649 =1290

Mortalité par sexe et par âge.

La statistique des décès distribués par sexe et par âge, est des plus utiles à connaître ; car, indépendamment des renseignements qu'elle peut donner à l'étiologie générale, c'est elle qui fournit les documents les plus précieux pour les calculs de la durée moyenne de la vie et de la longévité humaine.

Les 1 290 décès cités plus haut, se décomposent suivant le sexe et l'âge de la manière suivante :

	Sexe masculin.	Sexe féminin.	TOTAUX.
Enfants mort-nés............	39	23	62
De 0 à 1 an..............	76	92	168
De 1 à 5	70	59	129
De 5 à 10	12	13	25
De 10 à 20	19	35	54
De 20 à 30	67	51	118
De 30 à 40	55	51	106
De 40 à 50	55	39	94
De 50 à 60	64	53	117
De 60 à 70	82	84	166
De 70 à 80	68	89	157
De 80 à 100	31	52	83
Age inconnu...............	4	7	11
Totaux égaux........	641	649	1 290

Mortalité par appareil fonctionnel.

Les groupes de maladies, causes des décès, classés par ordre de fréquence, donnent le résultat suivant :

	Sexe M.	Sexe F.	TOTAUX.
Appareil respiratoire..................	218	219	437
Système nerveux....................	103	91	194
Appareil digestif....................	58	78	136
— circulatoire.................	45	46	91
Cachexies et diathèses..............	40	35	75
Enfants mort-nés ou non-viables......	39	23	62
Vieillesse.........................	16	34	50
Variole...........................	17	18	35
Appareil genito-urinaire.............	8	24	32
Mort par suite d'accidents...........	24	2	26
Fièvre typhoïde....................	12	13	25
Rougeole..........................	7	2	9
Suicide...........................	6	1	7
Maladies non classées...............	48	63	111
TOTAUX.............	641	649	1290

Mortalité par maladies.

Suivant le nombre des décès qu'elles ont occasionnés, les maladies sont classées dans l'ordre suivant :

	Sexe M.	Sexe F.	TOTAUX.
Phthisie pulmonaire	75	80	155
Affection organique du cœur..........	44	46	90
Pneumonie.........................	43	46	89
Entérite..........................	37	44	81
Catarrhe pulmonaire.................	31	34	65
Hémorrhagie cérébrale	34	29	63
Mort-nés..........................	39	23	62
Caducité..........................	16	34	50
A reporter...........	319	336	655

	Sexe M.	Sexe F.	TOTAUX.
Report............	319	336	655
Convulsions..................	20	29	49
Affections chirurgicales............	17	21	38
Méningite..., ...	17	19	36
Asthme..................	14	21	35
Variole....	17	18	35
Hémorrhagie pulmonaire.	16	10	26
Hydropisies en général............	9	17	26
Mort accidentelle..............	24	2	26
Fièvre typhoïde...............	12	13	25
Faiblesse de constitution...........	9	15	24
Bronchite capillaire..............	13	9	22
Laryngite pseudo-membraneuse.......	11	8	19
Cause inconnue................	6	12	18
Mort subite.................	7	9	16
Tubercules mésentériques...........	8	5	13
Ramollissement du cerveau..........	7	5	12
Pleurésie..................	7	5	12
Cancer de l'estomac..............	2	10	12
Affection organique des centres nerveux.	8	3	11
Cancer de l'utérus..............	»	10	10
Hépatite..................	6	4	10
Rougeole..................	7	2	9
Cancers de siéges divers...........	7	2	9
Affection organique du foie.........	5	4	9
Rachitisme.................	4	4	8
Infection purulente	7	»	7
Suicide.	6	1	7
Scrofule..................	1	5	6
Emphysème pulmonaire...........	4	2	6
Péritonite..................	3	3	6
Myélite...................	4	1	5
A reporter...........	597	605	1202

	Sexe M.	Sexe F.	TOTAUX.
Report	597	605	1202
Affection organique de la vessie	4	1	5
Metro peritonite	»	5	5
Gastrite	1	3	4
Albuminurie	2	2	4
Coxalgie	3	1	4
Marasme	1	3	4
Erysipèle	2	2	4
Delirium tremens	3	»	3
Cancer du sein	»	3	3
Cholérine	1	2	3
Cancer de l'intestin	1	2	3
Dyssenterie	1	2	3
Hémiplégie	1	2	3
Paraplégie	3	»	3
Epilepsie	2	1	3
Paralysie générale progressive	3	»	3
Hydrocéphale	2	»	2
Eclampsie	1	1	2
Hydrothorax	»	2	2
Gangrène du poumon	1	1	2
Volvulus	1	1	2
Kyste de l'ovaire	»	2	2
Fièvre intermittente	»	2	2
Syphilis	2	»	2
Sclérème	1	»	1
Purpura hemorrhagica	»	1	1
Métrorrhagie	»	1	1
Gangrène des organes génitaux	1	»	1
Diabète	1	»	1
Muguet	1	»	1
Calculs biliaires	»	1	1
A reporter	636	648	1282

6

	Sexe M.	Sexe F.	TOTAUX.
A reporter............	636	646	1282
Stomatite gangréneuse..............	»	1	1
Hydropéricarde....................	1	»	1
Laryngite tuberculeuse.............	1	»	1
Coqueluche...................	»	1	1
Sternalgie...................	1	»	1
Œdème de la glotte...............	1	»	1
Hydrorachis.....................	1	»	1
Infanticide....................	»	1	1
Totaux égaux........	641	649	1290

Ce travail statistique est complété par deux tableaux qu'on trouvera plus loin :

1° Un tableau détaillé de la mortalité, par âge, sexe et maladie ;

2° Un tableau de mortalité par appareil fonctionnel, par âge et par mois.

CONCLUSIONS.

De ces études statistiques concernant la ville de Metz pour l'année 1864, on peut déduire les faits suivants :

Le nombre total des décès, 1290, a dépassé la moyenne des années précédentes ; cette augmentation est due assurément à l'invasion de l'épidémie variolique. En comparant la mortalité des vingt années qui nous précèdent, de 1844 à 1864, la population de la ville n'ayant pas varié sensiblement pendant ce laps de temps, on voit que 1864 occupe le 7e rang ; l'année la plus meurtrière, 1854, avait produit

1696 décès ; tandis que la plus favorisée, 1860, n'en comptait que 1080.

Les quartiers de la ville les plus décimés, ont été comme de coutume la première, la deuxième et la cinquième section. L'agglomération d'un grand nombre de familles indigentes dans des rues basses, étroites, tortueuses, dont l'insalubrité est notoire, explique suffisamment cette mortalité plus grande que dans les autres points de la cité. La troisième et la quatrième section au contraire, situées dans la partie la plus élevée et la plus salubre de la ville, occupées d'ailleurs par une grande majorité d'habitants qui vivent dans l'aisance, ont été comme dans les années précédentes les plus épargnées.

Les mois de janvier et de mars sont ceux qui, comme presque toujours, ont fourni la plus grande mortalité de l'année ; tandis que juillet, qui compte à peine la moitié des décès de janvier, est avec septembre le mois qui a été le plus favorisé.

L'âge où la mort a fait le plus de victimes, a été la première année de la naissance, pendant laquelle a péri un peu plus du cinquième des enfants. Cette proportion de mortalité déjà énorme, qui est la moyenne pour la ville de Metz, est bien plus forte à Paris, où elle est de un quart ; d'après Deparcieux, elle n'est que de un sixième pour toute la France. Après l'âge de un an, viennent ensuite par ordre de léthalité, la période de 60 à 70 ans, de 70 à 80, de 1 à 5, et de 20 à 30 ans. Les époques de la vie les plus favorisées ont été la période de 5 à 10 ans, de 10 à 20, de 40 à 50 et de 30 à 40.

Ces conclusions ne s'éloignent pas sensiblement des lois de la mortalité générale, puisque depuis un temps immémorial on a toujours constaté que les âges extrêmes, l'enfance et la vieillesse, payent à la mort le plus large tribut, tandis que l'âge adulte est celui qui présente le plus de chance de longévité.

Relativement au sexe, nous avons deux particularités à signaler. Cette année, la proportion du sexe masculin l'emporte de beaucoup sur celle du sexe féminin, dans la nomenclature des enfants mort-nés. Ainsi, sur 62 de ces derniers, il y a 39 garçons et seulement 23 filles. Le contraire a lieu pour les sujets morts par suite de caducité. Ainsi, sur 50 vieillards, il n'y a que 16 hommes, tandis qu'on compte 34 femmes. Si nous rapprochons ces nombres des chiffres correspondants des quatre dernières années, depuis que la statistique des sexes a été dressée, nous trouvons des proportions équivalentes. Ainsi, sur 206 mort-nés, il y a eu 134 garçons et seulement 72 filles. Sur 230 individus qui ont succombé sous le poids de la vieillesse, plus des deux tiers appartiennent au sexe féminin ; puisqu'on compte 159 femmes et seulement 71 hommes. Ces chiffres sont trop peu nombreux pour nous permettre d'en déduire des conséquences rigoureuses ; cependant ils peuvent éveiller l'attention des accoucheurs et des physiologistes sur les lois mystérieuses de la mort et de la génération ; surtout si des statistiques dressées plus tard sur une grande échelle viennent confirmer ces premières données. Disons seulement que le rapport des sexes pour les mort-nés de la ville de Metz, se rapproche un peu des calculs faits sur la totalité des naissances en France ; car, d'après l'*Annuaire du bureau des longitudes*, les naissances moyennes annuelles des garçons, depuis 48 ans, excèdent d'un seizième celles des filles.

Le système fonctionnel le plus souvent atteint, a été comme toujours l'appareil respiratoire, qui, à lui seul, a fourni plus du tiers de la totalité des décès : 437 sur 1290. Sur ces 437 cas, la phthisie pulmonaire, suivant sa marche fatalement meurtrière de toutes les époques et de tous les climats, compte à elle seule 155 victimes, plus du huitième de la totalité des décès. Ce chiffre est un peu plus élevé que la moyenne annuelle qui, pour la ville de Metz, est de 146. Après les maladies de l'appareil respiratoire, viennent, par ordre de fréquence, les affections du système nerveux et des organes digestifs, celles de l'appareil circulatoire, puis les cachexies et les diathèses.

La fièvre typhoïde n'a causé cette année que 25 décès ; c'est depuis quinze ans, où les causes de mortalité ont été signalées exactement dans la ville de Metz, qu'on a trouvé un aussi petit nombre de victimes de cette maladie ; car, dans les années 1854 et 1855, ce chiffre s'est élevé jusqu'à 92 et 98.

La variole occupe une large place dans le tableau nécrologique de 1864. Nous nous en occuperons dans le chapitre suivant à propos des épidémies. C'est cette affection qui a dominé toute la constitution médicale de l'année qui vient de s'écouler.

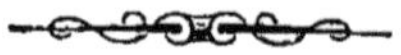

§ III.

ÉPIDÉMIES

Une épidémie de variole s'est déclarée dans la ville de Metz, au commencement de 1864, et a duré toute l'année. Les premiers cas de la maladie qui se sont montrés à l'hôpital militaire et à Bon-Secours, remontent aux derniers jours de décembre 1863. Dès les mois de janvier et février, l'affection variolique a envahi la première section, surtout

la rue du Pontiffroy et les rues adjacentes ; elle s'est pro-
pagée ensuite dans la deuxième section et dans une partie
de la troisième, pendant les mois suivants. A la fin de juin,
l'épidémie s'est généralisée et a gagné les diverses parties de
la ville ; c'est à cette époque que le chiffre des malades fut
le plus élevé ; c'est aussi à cette date que correspond le plus
grand nombre des décès causés par la variole.

En juillet, août et septembre, la fièvre éruptive a suivi
une marche décroissante, et tout semblait indiquer pour ce
moment la fin de l'épidémie, quand vers le commencement
de l'automne de nouveaux cas ont été signalés en très-grand
nombre, surtout dans la quatrième et la cinquième section,
en même temps que dans le quartier populeux de la première section, où la variole n'a cessé d'exercer ses ravages
pendant toute l'année, et où l'on a observé presque le tiers
de la totalité des malades. Dès le commencement du mois
de décembre, l'épidémie est entrée dans la période de déclin ;
cependant, à la fin de l'année, elle n'était pas encore complétement arrêtée.

Malgré toutes les recherches que nous avons faites, il n'a
pas été possible de déterminer exactement le chiffre des
sujets atteints par le fléau variolique. D'après les données
générales fournies par chacun des membres de la Société, la
commission a évalué à 800 le nombre approximatif des varioleux de la ville de Metz pendant l'année 1864.

Sur ces 800 cas, on a compté seulement 35 décès qui se
sont répartis sur 13 hommes, 9 femmes et 13 enfants au-
dessous de l'âge de douze ans, ce qui représente $\frac{1}{37}$ de la
totalité des décès. En comparant les statistiques des 15 années
qui précèdent, de 1849 à 1864, on remarque que la moyenne
annuelle des décès causés par la variole est de 8. Dans cette
période de temps, 1863 est la seule année qui ne compte
pas de mort par suite de variole ; tandis que dans l'an-

née 1854, cette maladie a occasionné jusqu'à 38 décès.

Une des questions les plus importantes à connaître était certainement l'état de vaccination de chacun des sujets frappés par l'épidémie, et surtout de ceux qui ont succombé. Quelque nombreux et circonstanciés qu'aient été les renseignements recueillis spécialement à cet effet, nous n'avons pu donner exactement la situation vaccinale de tous les varioleux. Nous avons évalué à 8 le nombre approximatif de ces derniers, qui sont morts sans avoir été vaccinés.

Sur 447 cas de variole enregistrés, dont nous avons pu indiquer exactement la forme de la maladie, l'âge, le sexe et l'état de vaccination, on a compté 111 varioles, 249 varioloïdes et 87 varicelles, qui se sont répartis en 236 hommes, 113 femmes et 98 enfants au-dessous de l'âge de 12 ans. Si la proportion du sexe masculin l'emporte de beaucoup sur le sexe féminin, c'est que nous avons compté dans ce nombre 155 cas de variole appartenant à l'hôpital militaire. Sur ces 447 cas, 26 sujets n'avaient pas été vaccinés, 7 avaient été revaccinés ; tous les autres avaient reçu l'inoculation du virus vaccin dans leur enfance.

Un grand nombre d'individus ont conservé les traces de la fièvre éruptive, et c'est surtout parmi les adolescents que les cicatrices varioliques ont été le plus apparentes.

La varioloïde et la varicelle, formes les plus fréquentes dé l'affection variolique, se sont toujours terminées par la guérison.

La variole a été confluente dans plus de la moitié des cas ; elle a été rarement compliquée ; dans certains cas graves, on a observé des accidents cérébraux et les symptômes ataxo-adynamiques.

Aujourd'hui (1er mai), l'épidémie est loin d'être terminée, aussi nous n'avons pu tracer que quelques notes succinctes sur les affections varioliques observées dans le courant de l'année 1864, leur histoire se rattachant à l'épidémie tout entière.

ÉPIDÉMIES

DANS LE DÉPARTEMENT DE LA MOSELLE.

Ce n'est pas seulement dans la ville de Metz que la variole s'est montrée sous forme épidémique ; elle a paru également dans différentes localités du département de la Moselle. Cinq villages ont été atteints, et avec une population totale de 2 638 habitants, ont fourni un contingent de 203 varioleux, dont 9 sont décédés ; ils se sont répartis sur 102 hommes, 92 femmes et 9 enfants.

Deux autres épidémies ont été signalées dans le département de la Moselle ; l'une de fièvre typhoïde et l'autre de catarrhe gastro-intestinal choleriforme, observée chez des enfants à Ars-sur-Moselle. Le tableau suivant résume les observations de chacune de ces trois affections épidémiques:

MALADIES ÉPIDÉMIQUES QUI ONT RÉGNÉ EN 1864

Dans le Département de la Moselle.

LOCALITÉS.	ARRONDISSEMent.	NATURE DE L'ÉPIDÉMIE.	NOMBRE des habitants.	TOTAL des individus atteints par l'épidémie.	HOMMES.	FEMMES.	ENFANTS au-dessous de 12 ans.	DÉCÉDÉS.
Hauconcourt.	Metz.	Variole.	516	73	44	26	3	3
Saint-Pancré.	Briey.	Id.	617	70	38	29	3	2
Chailly-les-Ennery.	Metz.	Id.	265	5	1	4	»	1
Charly.	Id.	Id.	315	30	14	16	»	2
Failly.	Id.	Id.	271	4	2	2	»	1
Rudling.	Thionville.	Id.	654	21	3	15	3	»
		Totaux relatifs à la variole.	2638	203	102	92	9	9
Folschviller.	Sarreguemines.	Fièvre typhoïde.	287	31	8	13	10	6
Bionville.	Metz.	Id.	680	11	4	5	2	1
Nidervisse.	Id.	Id.	350	93	18	16	59	12
		Totaux relatifs à la fièv. typh.	1317	135	30	34	71	19
Ars-sur-Moselle.	Id.	Catarrhe gastro - intestinal cholériforme........	5016	286	»	»	286	22

II. — **Tableau** *des Décès par Appareils fonctionnels et par Age.*

GROUPES DE MALADIES.	TOTAUX.	0 à 1 an M.	F.	1 à 5 ans M.	F.	5 à 10 ans M.	F.	10 à 20 ans M.	F.	20 à 30 ans M.	F.	30 à 40 ans M.	F.	40 à 50 ans M.	F.	50 à 60 ans M.	F.	60 à 70 ans M.	F.	70 à 80 ans M.	F.	80 à 100 ans M.	F.	X M.	F.	TOTAUX M.	F.
Appareil respiratoire. . .	437	23	19	21	20	4	5	6	19	36	28	24	21	16	14	22	18	33	27	27	37	6	10	.	1	218	219
— nerveux.	194	13	23	19	18	2	2	2	4	9	.	7	3	9	2	6	7	19	15	11	9	5	7	1	1	103	91
— digestif.	136	21	17	8	9	1	1	.	2	1	3	1	4	3	6	10	4	6	17	4	7	4	6	.	1	59	77
— circulatoire. . .	91	.	.	2	.	.	1	2	1	1	1	2	6	5	5	7	6	12	11	12	13	2	1	.	1	45	46
— genito-urinaire.	32	.	.	.	.	.	.	.	1	.	3	1	2	1	4	2	7	1	3	2	2	1	1	.	1	8	24
Cachexies et diathèses. .	75	12	21	10	7	1	.	1	2	2	2	.	1	6	.	4	2	1	.	3	.	.	.	.	.	40	35
Fièvres	71	2	6	7	5	3	2	4	6	8	7	7	2	2	3	2	3	.	.	.	1	1	.	.	.	36	35
Caducité	50	.	.	.	.	.	.	.	.	.	.	.	.	.	.	.	.	.	1	5	9	11	24	.	.	16	34
Mort accidentelle	26	.	.	2	.	.	1	3	.	6	.	5	.	2	.	1	.	2	.	.	1	.	.	3	.	24	2
Suicide	7	.	.	.	.	.	.	1	.	1	.	1	.	1	1	1	.	1	.	.	.	.	.	.	.	6	1
Mort-nés	62	.	.	.	.	.	.	.	.	.	.	.	.	.	.	.	.	.	.	.	.	.	.	.	.	39	23
Maladies non classées . .	109	5	6	1	.	1	1	.	.	3	7	7	12	10	5	9	6	8	10	3	10	1	3	.	2	48	62
Totaux. . . .	1290	76	92	70	59	12	13	19	35	67	51	55	51	55	39	64	53	82	84	68	89	31	52	4	7	641	649
		168		129		25		54		118		106		94		117		166		157		83		11		1290	

PUBLICATIONS DE L'AUTEUR

De l'Imflammation du col de l'utérus, brochure in 4°. — Paris 1860.

Notice sur l'Institution des Crèches en France, suivi de l'Exposé de la situation des Crèches dans le département de la Moselle, brochure in 8°. — Metz 1864.

www.ingramcontent.com/pod-product-compliance
Ingram Content Group UK Ltd.
Pitfield, Milton Keynes, MK11 3LW, UK
UKHW021632090726
13657UKWH00004B/1582